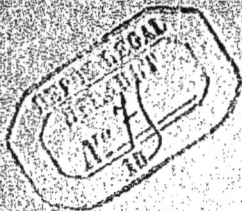

DE

L'ALIMENTATION

DANS LA

FIÈVRE TYPHOÏDE

(REVUE GÉNÉRALE CRITIQUE

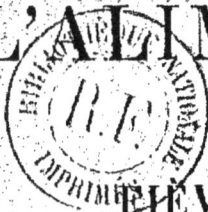

PAR

François ESPÉRON

DOCTEUR EN MÉDECINE

MONTPELLIER

IMPRIMERIE Gustave FIRMIN, MONTANE et SICARDI

Rue Ferdinand-Fabre et Quai du Verdanson

1905

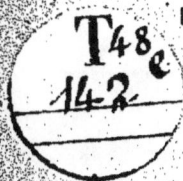

DE
L'ALIMENTATION

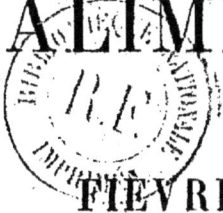

DANS LA

FIÈVRE TYPHOÏDE

(REVUE GÉNÉRALE CRITIQUE)

PAR

François ESPÉRON

DOCTEUR EN MÉDECINE

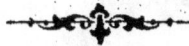

❦

MONTPELLIER
IMPRIMERIE Gustave FIRMIN, MONTANE et SICARDI
Rue Ferdinand-Fabre et Quai du Verdauson
—
1905

PERSONNEL DE LA FACULTÉ

MM. MAIRET (✻) . . . . DOYEN
TRUC . . . . ASSESSEUR

Professeurs

Clinique médicale	MM. GRASSET (✻)
Clinique chirurgicale	TEDENAT.
Clinique obstétric. et gynécol	GRYNFELTT.
— — ch. du cours, M. GUÉRIN.	
Thérapeutique et matière médicale. . . .	HAMELIN (✻)
Clinique médicale	CARRIEU.
Clinique des maladies mentales et nerv.	MAIRET (✻).
Physique médicale.	IMBERT
Botanique et hist. nat. méd.	GRANEL.
Clinique chirurgicale.	FORGUE.
Clinique ophtalmologique.	TRUC.
Chimie médicale et Pharmacie	VILLE.
Physiologie.	HEDON.
Histologie	VIALLETON.
Pathologie interne.	DUCAMP.
Anatomie.	GILIS.
Opérations et appareils	ESTOR.
Microbiologie	RODET.
Médecine légale et toxicologie	SARDA.
Clinique des maladies des enfants . . .	BAUMEL.
Anatomie pathologique.	BOSC
Hygiène.	BERTIN-SANS

Professeur adjoint : M. RAUZIER
Doyen honoraire : M. VIALLETON.
Professeurs honoraires :
MM. JAUMES, PAULET (O. ✻), E. BERTIN-SANS (✻)
M. H. GOT, *Secrétaire honoraire*

Chargés de Cours complémentaires

Accouchements.	MM. VALLOIS, agrégé libre.
Clinique ann. des mal. syphil. et cutanées	BROUSSE, agrégé
Clinique annexe des mal. des vieillards. .	RAUZIER, agrégé libre, Professeur adjoint.
Pathologie externe	DE ROUVILLE, agrégé.
Pathologie générale	RAYMOND, agrégé.

Agrégés en exercice

MM. BROUSSE	MM. VIRES	MM. SOUBEIRAN
DE ROUVILLE	VEDEL	GUERIN
PUECH	JEANBRAU	GAGNIERE
GALAVIELLE	POUJOL	GRYNFELTT ED.
RAYMOND	ARDIN-DELTEIL	

M. IZARD, *secrétaire.*

Examinateurs de la Thèse

MM. CARRIEU, *président.*	MM. VIRES, *agrégé.*
TÉDENAT, *professeur.*	ARDIN-DELTEIL, *agrégé.*

A MON PÈRE ET A MA MÈRE

A MON FRÈRE

F. ESPÉRON.

A MON EXCELLENT MAITRE ET AMI

LE PROFESSEUR-AGRÉGÉ VIRES

A MON ÉMINENT MAITRE ET PRÉSIDENT DE THÈSE

LE PROFESSEUR CARRIEU

A MON ÉMINENT MAITRE

LE PROFESSEUR TÉDENAT

MEIS ET AMICIS

F. ESPÉRON.

INTRODUCTION

Sur le conseil de M. le professeur-agrégé Vires, nous avons pris comme sujet de notre thèse inaugurale : l'alimentation dans la fièvre typhoïde. Nous n'avons pas eu la prétention d'émettre des idées neuves sur une question qui de tout temps a fait l'objet de nombreuses controverses et en suscite encore à l'heure actuelle. Nous avons voulu simplement rassembler les idées que cette question a fait naître, considérer les différentes méthodes qu'elle a suscitées, et dans cette revue générale des idées et des méthodes nous avons cherché quelles étaient celles qui nous paraissaient répondre le mieux aux indications et aux conditions déterminées par la dothiénentérie. Nous avons conclu en faveur des idées qui sont généralement admises par la majorité des praticiens et qui ont fait leurs preuves, et nous ne conseillons d'autre régime diététique de la fièvre typhoïde que celui que nous avons vu employer par nos maîtres de Montpellier et dont nous avons pu voir les heureux effets. Nous avons voulu ainsi, à la veille de mettre en pratique les sages enseignements que nous avons reçus de nos maîtres, les consigner par écrit afin qu'ils puissent toujours nous servir de guide dans le traitement diététique d'une maladie aussi fréquente que la fièvre typhoïde.

Nous avons divisé notre travail en deux parties. La première partie est consacrée à l'alimentation du typhique pendant la période fébrile ; la deuxième est consacrée à l'alimentation du typhique convalescent.

Voici le plan que nous avons adopté :

Mais avant d'aborder notre sujet, nous avons un devoir bien doux à remplir : celui d'exprimer notre reconnaissance à tous ceux qui, par leur tendresse, leurs conseils ou leur sympathie, nous ont fait ce que nous sommes.

Avant tous, que nos parents qui n'ont hésité devant aucun sacrifice pour nous permettre d'arriver au but poursuivi, soient assurés de notre profonde reconnaissance et de notre inaltérable affection. Nous leur devons tout : nous ne l'oublierons pas.

Que notre frère dont nous savons toute l'affection pour nous, soit assuré de notre gratitude et de notre profond attachement.

M. le professeur-agrégé Vires a bien voulu reporter sur nous une part de l'amitié dont il adore les nôtres. Nous n'oublierons jamais la dette de reconnaissance que nous avons contractée envers lui. Nous n'oublierons jamais avec quelle sollicitude paternelle il s'est intéressé à nous dès le début de nos études médicales. Toujours prêt à rendre service, il sut nous soutenir et nous encourager aux heures difficiles, n'épargnant ni sa peine, ni son temps, ni ses conseils. Jusqu'au bout, il fut notre guide et notre conseiller : c'est lui qui a inspiré le sujet de notre thèse et a facilité notre tâche, grâce aux précieux renseignements qu'il nous a prodigués. C'est lui qui a le plus contribué à faire de nous ce que nous sommes. Aussi, saisissons-nous avec empressement l'occasion qui nous est offerte, aujourd'hui, de lui dire publiquement, mais pas aussi fort que nous le voudrions, tout ce que nous ressentons de vive reconnaissance, de respectueux attachement pour cet esprit plein d'indépendance et d'originalité, ce maître plein de cœur.

Nous sommes particulièrement heureux d'exprimer nos remerciements à M. le professeur Carrieu, pour la bienveillante attention qu'il n'a cessé de nous témoigner pendant nos études et pour l'honneur qu'il nous fait aujourd'hui, en acceptant la présidence de notre thèse. A lui seulement nous sommes redevable des connaissances de clinique médicale que nous avons. Le précieux enseignement qu'il nous a donné au lit du malade et les conseils autorisés qu'il nous a prodigués avec beaucoup de sollicitude et que nous avons mis à profit, surtout dans la rédaction de notre travail, lui ont acquis toute notre reconnaissance.

M. le professeur Tédenat a droit aussi à notre gratitude pour l'intérêt qu'il nous a toujours témoigné. Nous garderons un souvenir ineffaçable de sa science clinique et de son enseignement plein de vie et d'une verve toute gauloise.

Que MM. les professeurs Granel et Ducamp, M. le professeur-agrégé Ardin-Delteil reçoivent nos remerciements pour la bienveillante sympathie qu'ils ont toujours montrée envers nous.

Ma dernière pensée sera pour vous, mes amis, vous tous avec qui j'ai vécu les belles années de ma jeunesse, vous qui m'avez déjà précédé dans la lutte pour l'existence et vous qui restez dans cette bonne ville de Montpellier, où je laisse tant de souvenirs. Permettez que je vous renouvelle aujourd'hui toute ma sympathie, et soyez certains que vous ne serez pas oubliés. Est-ce qu'on oublie ?

DE
L'ALIMENTATION

FIÈVRE TYPHOÏDE

(REVUE GÉNÉRALE CRITIQUE)

PREMIÈRE PARTIE

ALIMENTATION PENDANT LA PÉRIODE FÉBRILE

CHAPITRE PREMIER

HISTORIQUE

L'idée d'alimenter les malades dans les maladies aiguës est aussi vieille que la médecine et, si l'on remonte aux premiers temps de la science médicale, on voit la valeur immense accordée alors à tout ce qui se rattachait au régime alimentaire que les médecins regardaient comme le plus puissant des moyens d'action de l'art de guérir.

Hippocrate y attachait une telle importance qu'il lui avait consacré un livre spécial : *Régime dans les maladies aiguës.* « Cette question est belle, dit-il, et touche à la plupart des points de l'art médical et aux plus importants. » Le médecin de Cos soumettait ses fébricitants à une diète rigoureuse, ne leur permettant en fait d'aliment que sa fameuse tisane d'orge. Il la contre-indique cependant lorsqu'il y a faiblesse excessive, et flétrit l'abstinence à outrance avec autant d'énergie que l'alimentation inopportune.

La pratique d'Hippocrate fut suivie par les médecins de l'école d'Alexandrie ; en plus de la tisane classique, ils donnaient aux fébricitants des boissons froides. Celse, Aétius, Paul d'Egine appliquait une diète très sévère quand « la maladie était dans sa force » ; ils ne donnaient aux malades que des tisanes et surtout l'infusion d'orge mondé d'Hippocrate.

Dès ce moment, cependant, il y avait des dissidences, et Celse cite un médecin du nom de Pétron, qui traitait la fièvre par l'eau froide en boisson et donnait de la viande à ses fébricitants.

Galien traitait également ses malades par une diète sévère et conseillait « de leur donner hardiment de l'eau froide pour boisson dès que l'on voit les signes de coction de la fièvre ».

Après lui, peu de noms à citer : Alexandre de Thralles (561 ap. J.-C.) un fervent de la diète : au onzième siècle, Rhazès ; au douzième, Avicenne. Ces deux derniers auteurs ont laissé des traités sur les aliments et la réglementation de l'alimentation.

Le moyen-âge et les écoles de la Renaissance ne font pas progresser la diététique qui s'éclipse devant les alchimistes et les astrologues.

Le XVIe siècle réagit un peu, mais la thérapeutique médicamenteuse absorbe à cette époque tous les esprits.

Au XVIIe siècle, Thomas Sydenham, l'Hippocrate anglais, fait accepter comme nouveautés les anciens préceptes de l'école de Cos, mais son influence dure peu.

Il faut arriver à la fin du XVIIIe siècle pour trouver un véritable traitement des maladies fébriles. L'écossais Brown révolutionne la médecine. Dans ses « Elementa medicinæ » qu'il fait paraître en 1780, il modifie complètement les anciennes idées sur l'alimentation dans les fièvres. Pour lui, les maladies sont sthéniques ou asthéniques ; or, il classe les maladies fébriles dans la catégorie des maladies asthéniques et conseille pour les guérir une médication stimulante et tonique dans laquelle le régime alimentaire joue un rôle important.

Ces idées qui trouvèrent de nombreux partisans en Angleterre, ne reçurent pas le même accueil en France. On restait dans notre pays toujours fidèle aux aphorismes d'Hippocrate et de Galien. Les fébricitants étaient traités par les tisanes et la diète absolue.

Jusqu'alors la fièvre typhoïde, telle qu'on la comprend aujourd'hui, était confondue avec les autres pyrexies ou plutôt sa localisation intestinale et les lésions qu'elle y détermine avaient passé inaperçues. C'est Serres et Petit qui, en 1813, signalèrent pour la première fois ses lésions anatomiques et la distinguèrent sous le nom de fièvre entéro-mésentérique. Mais c'est à Louis que revient le mérite d'avoir, en rapprochant les constatations anatomiques des faits observés en clinique, établi l'autonomie de la fièvre typhoïde avec le nom que nous lui donnons encore aujourd'hui.

Cette nouvelle donnée sur les lésions de la fièvre typhoïde et leur localisation dans l'intestin allait être prise en considération pour ce qui concerne le régime alimentaire à instituer dans cette maladie. La plupart des médecins soumettront leurs typhiques à une diète des plus sévères à cause précisément de cette lésion intestinale. Et cette pratique fut d'autant plus en honneur qu'elle était défendue et enseignée par le chef de la doctrine physiologique, Broussais. Pour lui et ses partisans, toutes les maladies fébriles dépendaient d'une irritation gastro-intestinale et le repos du tube digestif était la première indication à remplir dans leur traitement.

Les doctrines de Broussais régnèrent tyranniquement pendant assez longtemps. A Graves et Bretonneau reviennent le mérite d'avoir réagi contre l'abus de l'abstinence dans les pyrexies et d'avoir secoué le joug des préjugés que l'école de Broussais avait fait prévaloir au grand détriment des malades. C'est Graves qui disait à ses élèves : « Si vous êtes embarrassés pour trouver une épitaphe à mettre sur ma tombe, en voici une : Il nourrit les fièvres ».

Mais c'est aux travaux de Chossat (1843), qu'il faut placer le vrai point de départ du mouvement vers l'alimentation. Ces travaux continués par ceux de Bouchardat (1852), de Marotte, de Trousseau, de Monneret, mirent en lumière les dangers de l'abstinence et montrèrent l'alimentation non plus comme un inconvénient, mais comme une nécessité dans les maladies fébriles.

Enfin, dans les séances des 14 et 28 octobre 1857 de la Société médicale des Hôpitaux, à propos d'un rapport de M. Hervieux sur le régime alimentaire des typhiques, presque tous les membres condamnèrent définitivement les doctrines broussaissiennes en proclamant la nécessité d'alimenter les typhiques.

Depuis cette époque, l'alimentation dans la fièvre typhoïde est définitivement admise. On ne discute plus pour savoir s'il faut nourrir les typhiques ou les laisser à la diète absolue. Les polémiques qui s'engagent aujourd'hui se sont resserrées dans le champ plus restreint de la forme, de la qualité et de la quantité des aliments permis aux typhiques. Deux méthodes sont aujourd'hui en faveur : la méthode d'alimentation liquide et la méthode d'alimentation substantielle.

CHAPITRE II

INDICATIONS ET CONTRE-INDICATIONS
A L'ALIMENTATION

La fièvre typhoïde, tout comme les autres pyrexies infectieuses, est soumise à des troubles de la digestion et de la nutrition, mais elle présente aussi des lésions et des troubles qui lui sont particuliers et qui ont la plus grande importance pour la réglementation de son alimentation. C'est par la connaissance de ces troubles et de ces modifications que nous pourrons parvenir à poser les indications nécessaires pour constituer un régime alimentaire rationnel et non dangereux.

La fièvre modifie profondément la sécrétion des glandes. La salive, chez les fiévreux, fait presque totalement défaut, surtout dans les élévations excessives de température ; si la fièvre est légère ou moyenne, elle garde encore son pouvoir saccharifiant ; mais si elle est forte, la salive devient acide et son pouvoir saccharifiant est totalement arrêté.

Le suc gastrique subit aussi dans les affections fébriles des variations profondes en qualité et en quantité. La sécrétion de l'acide chlorhydrique est aboli ou considérablement amoindrie, ainsi que l'ont montré Manassein, Schelhoss, Uffelmann, Gluzinski, etc.

La sécrétion des sucs intestinaux est encore plus défectueuse. On observe la diminution ou même l'abolition du suc pancréatique et parfois de la bile.

A côté des troubles chimiques que présentent les différents états fébriles, on peut rencontrer des troubles moteurs qui influent par l'abolition ou l'exagération du brassage du chyle et du chyme sur le travail de la digestion. C'est ainsi que l'on constate, dans le cours des fièvres à forme adynamique avec prostration profonde, une atonie de la musculature du tube digestif ; cette paralysie intestinale se traduit par une simple paresse de la digestion ou une dilatation passive de l'intestin distendu par les gaz, et diminue ou ralentit le travail de la digestion. D'autres fois, les contractions sont au contraire plus énergiques et même dans certains cas antipéristaltiques, donnant lieu à des coliques, des nausées et des vomissements.

A ces troubles de l'élaboration digestive s'ajoutent les troubles de l'absorption, qui est encore plus troublée dans la fièvre typhoïde que dans les autres pyrexies à cause de sa localisation intestinale. Les villosités intestinales se prêtent d'autant moins à l'absorption que l'élaboration digestive est plus imparfaite. D'autre part, le réseau des lymphatiques est très affecté, les ganglions mésentériques sont enflammés, les chylifères ont presque complètement perdu leur pouvoir d'absorption et les rares substances alimentaires dissoutes dans un liquide que l'intestin laisse passer par dialyse et que la veine porte recueille ne trouvent plus dans le foie profondément touché l'auxiliaire qu'il leur faut pour devenir assimilables.

Devant ces troubles, il faudra se garder de donner au malade des aliments qu'il ne pourrait digérer. Ces aliments joueraient, en effet, le rôle de corps étrangers vis-à-vis des voies digestives dont ils provoqueraient l'irritation se manifestant par des vomissements ou une augmentation de la diarrhée.

Il faut également savoir que certains aliments, et en particulier les viandes, sont susceptibles d'introduire dans l'organisme des substances toxiques qui rendront plus difficile encore la dépuration de cet organisme.

Il est enfin d'autres facteurs qui ont une importance capitale dans la fièvre typhoïde : ce sont les ulcérations que présente la muqueuse de l'intestin grêle. Ces ulcérations offrent un danger constant de perforations et de d'hémorragies pendant toute la maladie, surtout au moment de l'élimination des escharres, et doivent être l'objet d'une attention continuelle et guider dans la pratique de l'alimentation.

Il faut tenir compte aussi des diverses complications qui peuvent se produire. L'existence de vomissements répétés et même incoercibles, liés parfois à des lésions typhoïdiques de l'estomac (Chauffard), la dilatation gastrique (Le Gendre), l'état des reins si souvent troublés dans leur fonctionnement, sont autant de circonstances capables d'entraîner un changement dans le régime alimentaire à donner au malade.

Malgré ces lésions et ces troubles qui viennent apporter à l'alimentation du typhique de graves contre-indications, il est cependant indispensable de fournir à l'organisme des matériaux alimentaires si on veut lui éviter la déchéance définitive, l'usure cellulaire complète.

Dans les maladies fébriles, en effet, l'inanition est une source de dangers bien connue depuis les travaux de Chossat, de Bouchardat, de Marotte. « L'inanition, dit Chossat, est la cause de mort qui marche de front et en silence avec toute maladie dans laquelle l'alimentation n'est pas à l'état normal. Elle arrive à son terme quelquefois plus tôt, quelquefois plus tard que la maladie qu'elle accompagne, et peut ainsi devenir une maladie principale, là où elle n'avait d'abord été qu'épiphénomène ». L'inanition se manifeste par des symptômes analogues à certains symptômes que l'on rencontre dans la fièvre typhoïde.

« Elle diminue les sécrétions, la salive, le suc gastrique, rend la peau sèche ; cette sécheresse de la peau et des muqueuses est un signe lorsqu'elle survient à une période avan-

cée et qu'elle coïncide avec une diminution de l'éréthisme fébrile. De plus l'inanition imprime aux sécrétions un carac-
tère de putridité qui, dans les fièvres continues, peut en im-
poser pour une forme adynamique de la maladie. L'haleine
devient souvent acide, comme chez les femmes qui meurent de
vomissements incoercibles. A ces phénomènes vient souvent
se joindre le vomissement : la cause occasionnelle en est souvent l'usage prolongé et excessif des boissons émollientes et
l'absence prolongée des aliments, double cause qui développe
un éréthisme de l'estomac par atonie. Des troubles intestinaux, dont le principal est une diarrhée colliquative, puis le
délire, subdelirium avec rêvasseries, souvent final, précédé
ou compliqué d'adynamie, viennent clore la scène. » (Hirtz
et Bernheim.)

Il importe de bien connaître ces symptômes afin de les rap-
porter à leur véritable cause et surtout de les prévenir. C'est
d'autant plus nécessaire que l'organisme ne traduit plus ses
besoins, comme chez l'homme sain, par la sensation de faim :
« Donnez-leur des beefsteaks, disait Trousseau en parlant
des typhiques, ils ne les mangeront pas. » Il faut donc connaître pour les malades les besoins de leur organisme et par
une alimentation bien comprise leur éviter les dangers de
l'inanition.

D'autre part, celle-ci se traduit par un fait bien saillant
qu'on observe au bout de quelques jours de période fébrile,
nous voulons parler de l'amaigrissement considérable de tout
le corps, de la perte en poids du corps des typhoïsants.

On a montré, en effet, qu'un typhique qui ne mange pas
rend en moyenne une quantité de matériaux solides (54 grammes) plus grande que celle qu'élimine un adulte bien nourri
(50 grammes). Ces matériaux sont pris dans les réserves nutritives de l'organisme, d'où résulte pour le malade une dé-
perdition quotidienne. De plus, on sait que dans la fièvre les

phénomènes d'oxydation sont augmentés : l'analyse des déchets urinaires démontre l'augmentation de la désassimilation. Il y a excès d'élimination azotée auquel s'ajoute une augmentation de l'élimination des sels de potasse et des phosphates. Chez le typhique, comme l'a bien démontré A. Robin, il y a une véritable inanition minérale, résultant des pertes journalières en potasse, en acide sulfurique, en acide phosphorique, et en chlorure de sodium, pertes qui se font par les urines et qui s'élèvent à 3 ou 4 grammes de chlorure de sodium, à 1 ou 2 grammes d'acide phosphorique, à 3 grammes d'acide sulfurique et à 2 grammes de sels de potasse.

Ces faits constituent une indication évidente, plus précise en faveur de l'alimentation. Enfin, de cette augmentation de la désassimilation dont nous parlons, résultent des déchets nombreux. Ces déchets organiques, les uns oxydés et à l'état d'urée, les autres non oxydés et insolubles, sont déversés dans le sang en très grande abondance et viennent augmenter la toxicité de ce sang déjà chargé de ptomaïnes et d'agents toxiques fournis par l'agent infectieux. Il faut débarrasser l'organisme de ces déchets en provoquant une diurèse abondante. Les bains agissent dans ce sens, mais une alimentation liquide en quantité suffisante pourra être un bon adjuvant de l'action thérapeutique. Cette alimentation servira de plus à augmenter la quantité des sécrétions qui sont diminuées, nous l'avons vu, dans la fièvre typhoïde, à calmer la soif, à rendre la langue plus humide.

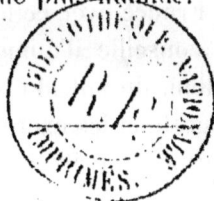

2

CHAPITRE III

ALIMENTATION SOLIDE ET SUBSTANTIELLE

Ayant reconnu la nécessité de l'alimentation dans la fièvre typhoïde, les médecins se sont demandé comment il fallait alimenter les typhiques. Nous avons déjà vu qu'ils avaient répondu à cette question de deux façons. Les uns, qui forment l'immense majorité, ne donnent au typhique qu'une alimentation liquide. Les autres, en très petit nombre, font prendre au typhique une alimentation plus substantielle. Nous allons exposer successivement ces deux méthodes actuellement en présence avec les réflexions auxquelles elles ont donné lieu ; nous commencerons par la seconde.

Cette méthode un peu hardie, si on la rapproche de la diète hippocratique, a été préconisée à l'étranger par divers médecins et a fait dernièrement en France avec M. Vaquez un pas nouveau. Nous passerons en revue les méthodes étrangères, puis nous verrons quelles sont les idées et les résultats que M. Vaquez a obtenus en France avec cette méthode.

Pouritz (d'Odessa) conseille d'alimenter les typhiques en leur donnant du bouillon, du lait, du pain et beaucoup d'eau. En déterminant les ingesta et les excreta, ainsi que la diminution du poids du corps, Pouritz arrive aux résultats suivants :

« Les typhiques sont à même de digérer une quantité no

table d'albuminoïdes, et dans la période fébrile et plus tard, lorsque la fièvre commence à tomber.

» La digestion des albuminoïdes se fait aussi bien pendant la période fébrile, lorsqu'on administre beaucoup de ces substances, que lorsqu'on en donne peu.

» La désassimilation des substances albuminoïdes diminue pendant une alimentation abondante, malgré la décharge des échanges organiques.

» Le poids du corps et l'excrétion d'azote diminuent un peu moins par jour lorsqu'on nourrit bien les typhiques.

» L'urine augmente si le typhique se nourrit bien et boit abondamment ; cette alimentation n'exerce aucune influence sur l'apparition de l'albumine dans les urines.

» Ce régime n'élève pas la température des typhiques.

» Un pareil régime ne trouble pas les fonctions stomacales, il fait cesser la diarrhée et produit même une légère constipation.

» Sans prolonger la période fébrile, un semblable régime ne produit ni complications, ni récidives et hâte la convalescence ».

Gournitzki, qui émet à peu près les mêmes idées au sujet de l'alimentation des typhiques, conseille le régime suivant :

« A 8 heures du matin : thé au lait avec pain ;

» A 10 heures : lait ;

» A 1 heure ou 2 heures : dîner composé de potages gras, bouilli, boulettes de hachis ou beefsteak, hareng à titre d'apéritif ;

» A 6 heures : potage ;

» A 8 heures : thé au lait avec pain. »

De plus, les malades prennent tous les jours de 1 à 3 œufs à la coque et parfois de la purée de pommes de terre comme légume au dîner ; vins généreux dans les cas graves.

Chez les malades soumis à ce régime, la langue était bien

moins chargée et restait toujours humide ; l'état général était meilleur, le délire moindre, les fonctions intestinales régulières, la convalescence plus rapide que d'habitude.

Une fois seulement on a constaté des vomissements et une fois du météorisme. Jamais on n'a eu à signaler des complications intestinales, ni perforation, ni hémorragie. La mortalité, toujours d'après Gournitzki, n'a pas dépassé 2,06 %, tandis qu'à la même époque elle était dans les autres hôpitaux de 10 à 20 %.

En se basant sur ces données, l'auteur conclut que la suralimentation des typhiques, loin d'être nocive ou d'exposer à des accidents graves, rend au contraire de réels services.

Cette opinion, défendue à l'étranger par S. P. Botkine, Manessein, Tchoudnovsky, Barrs, Bouchowiew et leurs élèves, vient d'être contrôlée en France par M. Vaquez après plusieurs expériences cliniques. M. Vaquez s'appuie sur certains arguments pour expliquer le régime substantiel auquel il soumet ses malades.

Pour lui, le régime d'alimentation liquide ordinairement employé n'est pas suffisant pour écarter les dangers de l'inanition. Sans compter la perte de poids, parfois peu considérable et qui témoigne du trouble profond apporté à l'organisme, M. Vaquez place sous le compte de l'inanition beaucoup de symptômes attribués autrefois à la fièvre typhoïde, tels que : délire, congestion passive des poumons, petitesse et fréquence du pouls, sécheresse persistante de la langue, tendance aux escharres et aux troubles trophiques, etc. Aussi arrive-t-il à déduire que l'alimentation et même la suralimentation, si elle est possible, doivent diminuer la gravité de la fièvre typhoïde.

Les 3 ou 4 litres de lait, qui peuvent nourrir un individu sain, sont, à son avis, insuffisants pour le typhique dont les

pertes sont en excès et dont l'assimilation pour le lait est très
diminuée. De plus, le résidu qu'il laisse après la digestion
constitue des fèces considérables, surtout abondantes et dangereuses au moment de la chute des escharres, c'est-à-dire au
moment où la constipation due à l'absorption du lait fait place
à la diarrhée.

Dans ce même sens, M. Vaquez fait remarquer combien,
au contraire, les résidus de viande sont minimes et, en em-
pruntant les chiffres cités par Rubner, il montre que 120 grammes de viande fraîche ne donnent que la très petite quantité
de 17 grammes d'excréments solides.

C'est en s'appuyant sur ces idées et les résultats acquis à
l'étranger que M. Vaquez se décida à nourrir onze typhiques
d'une nourriture plus substantielle que ses devanciers et après
des tentatives prudentes et heureuses il est arrivé à établir le
régime suivant :

Le lait fait toujours la base de l'alimentation ; mais son
insuffisance est suppléée par d'autres éléments nutritifs, surtout des albuminoïdes.

Le lait est prescrit par tasses de deux en deux heures, mais
les prises de 8 heures du matin, de midi et de 6 heures du
soir sont remplacées par des repas diversement composés :

Le matin à 8 heures, une grande tasse de thé ou de café au
lait, ou bien une assiette de soupe à la farine ; la soupe à la
farine d'avoine est moins recommandable que celle à la farine
de riz. La première, comme le fait remarquer Ewald, est
laxative, tandis que la seconde a un effet recommandable en
cas de diarrhée abondante.

A midi, le repas est ainsi composé : potage au lait avec
jaune d'œuf et une demi-cuillerée ou une cuillerée à café de
somatose ; un verre à bordeaux de gelée de viande ou bien de
jus de viande frais.

A six heures : repas à peu près identique au précédent où

le potage peut être remplacé par un bouillon avec jaune d'œuf.

Dans la nuit, le malade peut prendre une demi ou une cuillerée à café de somatose avec du lait.

Cette alimentation est prescrite dès le début de la fièvre typhoïde et continuée jusqu'à sa complète terminaison. Elle ne gêne en rien la médication par les bains de Brand, que l'auteur donnait de 28° à 24° pour les deux ou trois premiers bains en arrivant ensuite (pour les autres) de 24° à 18°, les principaux repas étant donnés juste au sortir du bain.

En résumé, pendant la période fébrile, le malade est nourri en plus du lait, de trois jaunes d'œufs, de une à deux cuillerées à café de somatose, de deux verres à bordeaux de gelée ou de jus de viande et d'une assiette de soupe farineuse.

Par ce régime, M. Vaquez est arrivé aux résultats suivants :

« Chez les onze malades ainsi nourris, dit-il, un seul est mort, mais il faut remarquer que ce malade n'avait été alimenté qu'au milieu de sa maladie. Chez tous les autres, la marche de la fièvre a paru très favorablement influencée : la lucidité d'esprit s'est toujours conservée, jamais il n'y a eu de délire même avec des températures élevées. La fièvre n'a jamais subi d'exacerbation du fait de l'alimentation ; la langue est restée constamment humide ; jamais on n'a constaté de vomissements ni de dégoût des aliments ; la diarrhée a toujours été très modérée ; il n'y a eu ni hémorragie intestinale ni autre complication abdominale ; les complications pulmonaires si fréquentes, ont été réduites à leur minimum ; les fonctions cardio-vasculaires et rénales se sont toujours bien comportées et la diurèse a été toujours abondante sans albuminurie ; la défervescence s'est faite rapidement et progressivement, les oscillations habituelles étant réduites ; la convalescence et le retour des forces ont été rapides ; il n'y a pas ou une seule complication secondaire septico-pyohémique ou autre. »

Que penser de la méthode de M. Vaquez ? Voici d'abord les diverses appréciations auxquelles donna lieu la communication de M. Vaquez à la Société médicale des Hôpitaux, en février 1900.

« Chez certains malades, dit M. Siredey, il suffit d'un potage ou d'un jaune d'œuf pour faire monter le thermomètre de quelques dixièmes ou même d'un degré.

» En effet, ce que provoque l'alimentation, ce ne sont ni des perforations ni des rechutes, mais des phénomènes d'embarras gastrique, de véritables crises d'auto-intoxications, imputables au mauvais fonctionnement du foie et des reins, plus ou moins altérés par la fièvre typhoïde. Ces accidents s'observent même lorsqu'il n'existe pas d'albumine dans les urines. Voilà ce qu'il faut craindre de l'alimentation précoce. »

M. Merklen dit que le régime essayé avec succès par M. Vaquez ne peut être conseillé que comme un régime d'exception et qu'il n'y avait pas lieu de renoncer à l'alimentation habituelle par le lait et les bouillons légers qui a fait ses preuves. « Ce qu'il faut redouter, dit-il, chez le typhoïdique, c'est l'embarras gastrique qui résulte de l'ingestion d'aliments mal digérés et qui entraîne à sa suite des auto-intoxications et des recrudescences fébriles. »

M. Widal, enfin, croit que ce n'est pas tant la crainte de la perforation que la connaissance fonctionnelle et anatomique de l'état des organes qui doit rendre prudent dans le choix de l'alimentation des typhiques. « L'estomac digère insuffisamment, l'intestin distendu par les gaz et altéré sur presque toute son étendue est un réceptacle tout prêt à recéler puis à laisser diffuser les fermentations produites par les substances alimentaires. Les altération du foie et des reins rendent ces organes moins aptes aux fonctions qui leur sont dévolues. Ce sont les

toxines sécrétées par le bacille d'Eberth qui créent l'état typhique avec tout son cortège symptomatique depuis la stupeur
jusqu'à l'ataxo-adynamie. « L'amaigrissement si rapide du typhique n'est pas dû seulement au défaut d'alimentation, mais
résulte surtout de l'action des toxines microbiennes comme le
prouve l'expérimentation sur les animaux. »

Le lait, conclut M. Widal, paraît l'aliment le mieux approprié à un tel état.

En somme ces diverses appréciations ne sont pas favorables
aux idées de M. Vaquez. Il est permis, en outre, de faire
observer à ce sujet, que M. Vaquez ne peut être que très dif-
ficilement rangé parmi les nourrisseurs de la fièvre typhoïde.
Le régime qu'il a institué ne diffère du régime ordinairement
admis que par l'administration d'une soupe farineuse et de
jaunes d'œufs ; ces substances par leur pouvoir nutritif et leur
petite quantité ingérée ne peuvent pas influer d'une façon si
bienfaisante sur les malades.

D'autre part, l'argument de M. Vaquez en faveur de l'alimentation qui supprime le délire est attaquable, car les malades soumis au régime liquide n'ont pas de délire s'ils sont
traités par les bains froids. Or, comme M. Vaquez baignait
ses malades en même temps qu'il les nourrissait, on peut se
demander si la suppression du délire n'était pas le résultat
de la balnéation plutôt que de l'alimentation.

D'une façon générale, on peut dire de l'alimentation solide
des étrangers qu'elle est dangereuse sans avantage, puisqu'elle
introduit dans un intestin ulcéré des aliments non digérés,
qui sont capables, soit purement par action mécanique, soit
par l'intermédiaire des toxines qui rendent le sang plus fluide,
de donner des hémorragies ou des perforations, sans apporter
au malade des matériaux aussi utiles que certains aliments liquides. La déminéralisation organique ne peut pas être bien
influencée par l'alimentation solide puisque les sels ne sont

absorbés que dissous dans un liquide. Il est démontré, en outre, que l'ingestion d'aliments nutritifs solides amène une élévation de la température. Il semble bien aussi que l'état de l'organisme du typhique soit une contre-indication à l'alimentation solide : l'insuffisance de tous les organes, surtout de l'estomac, de l'intestin, du foie, du rein, demande en effet, des aliments dont l'absorption et l'élimination sont faciles et dont les déchets s'éliminent très rapidement. L'alimentation solide favorise l'absorption des bacilles typhiques par l'irritation de la muqueuse intestinale. Enfin, quoi qu'en dise M. Vaquez, le malade fortement atteint par la fièvre typhoïde n'a pas une grande envie de prendre des aliments quels qu'ils soient, à plus forte raison des aliments solides, et ne peut les digérer.

CHAPITRE IV

ALIMENTATION LIQUIDE

Mieux que la méthode d'alimentation substantielle, la méthode d'alimentation liquide nous paraît répondre aux indications que nous avons posées plus haut. Cette méthode s'applique à fournir, sous une forme liquide, des substances facilement absorbables et ne demandant pas une élaboration très compliquée. Elle s'appuie sur l'inconvénient qu'il y aurait à donner au typhique des aliments qui, non digérés, augmenteraient les fermentations intestinales et qui, par leur forme chimique ou physique pourraient produire des accidents aux points ulcérés de l'intestin grêle.

Quels sont les liquides nutritifs assimilables par les lymphatiques gastriques et intestinaux sans trop grand travail de la part des ferments digestifs ?

Les peptones sont à ce point de vue l'aliment de choix : « honnêtement préparées » (Bouchard) elles sont dans la fièvre typhoïde d'un grand secours et donnent, administrées dans du bouillon dégraissé, de très bons résultats.

La glycérine, les sels minéraux (phosphates, chlorures), sont aussi d'une grande utilité, grâce à la facilité de leur absorption et au but qu'ils remplissent en rétablissant la minéralisation organique si éprouvée dans la fièvre typhoïde.

Le sucre ne devra pas être oublié, il est indispensable au fonctionnement antitoxique de la cellule hépatique.

Les tisanes, les décoctions de céréales, les décoctions d'orge sucrées avec du miel, additionnées de sucs de divers fruits remplissent également les conditions requises. Nous aurons, plus loin, l'occasion de revenir sur la décoction de céréales.

Le bouillon, malgré sa faible action nutritive, est un véhicule idéal, eupeptique et chargé de substances minérales dissoutes. Il répond bien à l'indication de prévenir l'inanition minérale vers laquelle s'acheminent les typhiques.

Le lait a fini par être accepté des cliniciens non sans susciter des discussions. Germain Sée avait avancé que ses albuminoïdes et ses graisses sont d'une digestion difficile ; pour Dujardin-Beaumetz il n'agissait que par l'eau et les substances salines qu'il renferme. Enfin, le lait est loin d'être supporté par tous les malades ; il provoque souvent du tympanisme, des coliques, des vomissements.

Quoi qu'il en soit, les avantages du lait paraissent actuellement hors de doute : il réduit au minimum les fermentations et la putréfaction intestinale (Marini, Winternitz) ; il est diurétique dans le sens absolu du mot, la quantité de liquide rendu étant, en effet, supérieur à la quantité de lait ingéré.

Cependant il convient de le donner en observant certaines précautions. On l'administrera par petites quantités à la fois. On le fera bouillir si l'on n'est pas sûr de sa provenance, afin de ne pas ajouter à la fièvre typhoïde une seconde infection intestinale. S'il est mal supporté, on pourra l'écrémer au préalable, on pourra l'étendre d'eau de Vals ou de Vichy. Dans certains cas, il sera mieux digéré cru que bouilli. S'il répugne au malade, on peut en masquer le goût, à l'aide d'un peu de café, de kirsch ou de cognac. Le kéfir, mieux toléré, est particulièrement indiqué comme tonique et antiseptique intestinal (Lyon). Il en est de même des autres laits fermentés.

Les liquides servant de véhicule alimentaire et les liquides constituant la boisson du typhique doivent être conseillés en très grande abondance pendant toute la durée de la maladie ; Landouzy, Lichtein (de Kœnigsberg) ont spécialement insisté sur ce point. Les boissons sont indispensables pour entraîner hors de l'organisme avec les urines les poisons que les agents infectieux y ont fabriqués et ceux qui résultent de la désassimilation exagérée et vicieuse des éléments anatomiques sous l'influence de la fièvre. Ces indications ne doivent pas faire oublier le danger qu'il y a de gorger les malades de liquide ; les boissons trop abondantes finissent par leur distendre l'estomac, augmenter leur dyspnée et fatiguer leur cœur. De plus, la contractibilité gastrique, déjà si troublée par lésions de la gastrite typhoïdique, peut parfois être compromise pour l'avenir si l'ingestion de boissons a dépassé certaines mesures. (Le Gendre.)

Monneret demandait qu'on donne au typhique jusqu'à six litres de liquide par jour.

Debove a préconisé pour le traitement de la fièvre typhoïde la diète hydrique dans laquelle les malades absorbent de six à huit litres de boissons par vingt-quatre heures. Il ne faut pas alors compter sur la soif du malade ; mais, au contraire, la solliciter fréquemment pour l'obliger à boire.

Actuellement, la quantité de liquide généralement ordonnée pour un adulte est de deux à trois litres par jour.

Quelle que soit l'abondance du liquide ingéré on devra l'administrer par petites quantités à la fois et à intervalles assez rapprochés, toutes les dix minutes, pendant les périodes de veille.

On donnera de l'eau pure, des eaux minérales, de la limonade vineuse, des boissons aqueuses aux jus de fruits (pommes, orange, citron, cerises, groseille), des tisanes diurétiques (chiendent, queues de cerises).

L'alcool a été employé d'une manière très variable suivant les époques et les pays. En Angleterre, à la suite des enseigements d'Alison, de Graves, de Stockes et de Todd, il paraissait être comme le spécifique du traitement du typhique. Murchinson a énergiquement réagi contre cette tendance et désapprouvé l'administration exagérée de 500 à 1.000 grammes d'eau-de-vie donnée en vingt-quatre heures à un malade. Il considère que « l'alcool agit plutôt comme un médicament que comme un aliment ». Il est contre-indiqué, dit-il, par la céphalalgie intense, l'accélération du pouls, le délire aigu et bruyant, la sécheresse de la peau, l'injection des yeux, l'albuminurie. Par contre, la prédominance de l'état typhoïde (stupeur, tremblements, subdélirium, soubresauts, évacuations involontaires, etc) demande de l'alcool.

Généralement, l'alcool est donné sous forme de vieux vin rouge ou blanc à des doses très modérées, de façon à ménager la muqueuse gastrique. Le champagne et l'eau-de-vie sont particulièrement indiqués lorsqu'on veut obtenir une stimulation plus intense.

Le régime du typhique ne comporte pas d'indications fixes, identiques chez tous les malades. L'âge, le sexe, l'état général antérieur, les habitudes, les conditions sociales sont autant de circonstances qui doivent influer sur le régime alimentaire de chacun des malades. D'autres conditions sont aussi à considérer. Tous les typhiques ne font pas une fièvre typhoïde semblable ; nombreuses sont les formes et les complications de cette maladie qui, en changeant son allure, changent les règles de la diététique.

CHAPITRE V

ALIMENTATION DANS LES FORMES ET COMPLICATIONS
DE LA FIÈVRE TYPHOÏDE

Le malade atteint de fièvre typhoïde banale à forme abdominale doit suivre d'après les partisans de l'alimentation liquide un régime assez sévère. La quantité des liquides alimentaires et les heures de leur administration sont subordonnées à l'élévation de la température et à l'état des selles. On devra autant que possible profiter de l'abaissement momentané de la température pour alimenter le malade. Les substances alimentaires énumérées plus haut seront administrées avec une extrême prudence et abandonnées au moindre signe de complication.

Dans les formes atténuées, dans les formes bénignes et latentes où la fièvre peut revêtir une forme intermittente ou même faire défaut, il ne faut pas se départir des règles de diététique des formes moyennes et ne pas se laisser influencer par les rémissions fébriles.

Dans les formes ambulatoires, dès que le diagnostic est posé, il faut mettre le malade au régime lacté ou liquide afin de lui éviter les accidents si fréquents d'hémorragie et de perforation intestinale. Le typhus ambulatoire s'accompagne de lésions étendues et profondes que la latence de l'évolution rend d'autant plus dangereuses.

Dans les formes malignes, la prudence des partisans de l'alimentation liquide est encore plus grande que dans les autres formes. Le lait n'est ordonné qu'avec réserve, écrémé ou étendu d'eau de Vals et de préférence lorsque la fièvre a un peu diminué.

Les formes adynamiques se trouvent bien de l'administration des diverses boissons alcooliques qu'on donnera en quantité supérieure à celle qu'on emploie dans les formes moyennes et en choisissant de préférence, parmi les vins, les plus généreux et les plus excitants : le champagne, les vins d'Espagne et l'alcool proprement dit sous des formes variées (grogs au cognac ou au rhum, thé au rhum, potion de Todd). Ces boissons doivent être administrées à doses fractionnées, souvent répétées, parfois toutes les heures et, même plus souvent, dans les cas urgents, surtout pendant la nuit et dans la matinée, moments où la dépression des forces est à son maximum. Il en sera de même dans les formes ataxiques où l'alimentation sera très restreinte.

Les formes hémorragiques ne contre-indiquent pas l'alimentation d'une façon absolue ; dans ces formes, en effet, l'alimentation peut agir en relevant l'énergie du cœur, mais il faudra se méfier des hématuries qui obligent à mettre le malade au régime lacté exclusivement.

La forme cardiaque réclame des toniques. Plus s'accentuent les signes de faiblesse cardiaque, plus on doit donner libéralement les boissons alcooliques et stimulantes, en les variant : le champagne, le thé au rhum, le punch, le vin chaud à la cannelle.

Dans les formes rénales, on doit s'attacher à activer la diurèse par des lavements froids d'un litre toutes les deux ou trois heures. Le lait doit être donné exclusivement et en plus grande abondance que dans les autres formes, on peut l'écrémer ou l'étendre et on doit le donner par verre de demi-heure en demi-heure. Dans cette forme, on évitera l'administration intempestive du bouillon qui influe d'une façon désavantageuse sur le rein. Enfin, on proscrira complètement l'alcool. Le café, qui, en tonifiant le cœur remonte la tension artérielle et augmente la diurèse, sera ordonné avec utilité.

Les formes pulmonaires ne réclament pas de prescriptions diététiques bien spéciales à part l'indication de l'alcool qui pourra être ordonné en plus grande abondance que dans les autres formes.

Dans la forme sudorale pseudo-intermittente, le lait sera l'aliment fondamental à partir du troisième septénaire ; on y adjoindra le vin et le quinquina.

La forme spléno-typhoïde ne réclame pas une diététique aussi rigoureuse que les autres formes, les lésions de l'intestin étant nulles ou insignifiantes.

Mais c'est surtout la forme gastro-hépatique ou bilieuse qui demande un changement dans les règles habituelles de la diététique des typhiques. « En pareil cas, dit Le Gendre, la diète absolue est de rigueur les premiers jours ; il ne faut essayer de donner ni lait ni bouillon de viande ; on mettra le malade à la diète hydrique avec une eau minérale légèrement alcaline et gazeuse ; on pourra donner cependant du bouillon de légumes. S'il se produit des vomissements répétés et prolongés entravant toute alimentation et contribuant à l'épuisement de l'organisme, on leur opposera de petits fragments de glace, du vin de champagne frappé étendu d'eau gazeuse, la potion effervescente de Rivière, etc. » Pour prévenir la diminution des urines, on n'aura d'autres ressources que les lavements réitérés d'eau, et les lavements alimentaires (peptones, jaunes d'œufs et lait) seront donnés pour prévenir l'inanition.

Les complications qui peuvent survenir pendant la période d'état de la fièvre typhoïde demandent comme les diverses formes de cette maladie une réglementation particulière de l'alimentation. Il peut se produire des vomissements se répétant dans certains cas chaque fois que le malade ingère un liquide quelconque et apportant un obstacle sérieux à l'alimentation. Ils sont souvent liés à une localisation du processus typhique sur la muqueuse gastrique qui est le siège de lésions glandulaires si bien décrites par Chauffard : nous venons de voir quelles indications diététiques ils entraînaient. Mais ils peuvent tenir à d'autres causes (péritonite, muguet, méningite, abus de médicaments irritants, irritation des pneumo-gastriques par adénopathie trachéo-bronchique) qu'il faut bien connaître si on ne veut pas les attribuer à une intolérance gastrique vis-à-vis du régime alimentaire.

Dans les cas d'hémorragie intestinale, qui est l'une des complications les plus fréquentes de la fièvre typhoïde, le repos absolu doit être prescrit, le repos du corps et celui du tube digestif. On supprimera toute alimentation d'une manière relative, c'est-à-dire qu'on pourra laisser avaler au malade seulement par très petites quantités à la fois (une cuillerée à soupe toutes les dix minutes) de l'eau rougie glacée, du champagne frappé.

Quand il existe des signes de péritonite par perforation intestinale, on suspendra toute introduction de liquide dans le tube digestif par la voie buccale. Le repos et la diète absolue sont de rigueur. On permettra seulement au malade d'avaler quelques cuillerées à café de champagne frappé et, pour apaiser sa soif, on lui donnera quelques fragments de glace qu'il conservera dans sa bouche.

CHAPITRE VI

ALIMENTATION RECTALE

Des faits que nous venons de voir, il résulte que certaines complications entraînent l'impossibilité de l'alimentation par la voie buccale, c'est alors que l'alimentation par la voie rectale constitue une précieuse ressource. Elle permet de laisser l'estomac en repos un certain temps, tout en suffisant aux besoins de l'organisme. Mais ce temps dans la fièvre typhoïde est bien limité ; quoi qu'on en dise, des phénomènes de rectite ne peuvent pas tarder à apparaître chez les malades qui ont un état général très mauvais.

C'est toujours à l'alimentation liquide qu'on aura recours. On donnera le lait en lavement nutritif, bien qu'il ne cède à l'organisme que son eau, ses sels, sa lactose et que la caséine et l'albumine ne soient pas absorbées par la muqueuse rectale. On y ajoutera de la pancréatine ou de la papaïne afin de transformer en peptones qui sont assimilables les albuminoïdes qui ne le sont pas. On donnera de même le bouillon qui abandonne son eau, ses sels, mais qui cède en plus la peptone. On donnera surtout l'eau, l'eau pure, la décoction de céréales. On peut aussi mettre des jaunes d'œufs dans les lavements.

L'indication capitale et unique des lavements nutritifs, c'est l'intolérance absolue de l'estomac pour tout aliment. Le malade a du dégoût ou de la répulsion pour les aliments, le malade a des vomissements répétés et incoercibles.

On a voulu cependant faire des lavements nutritifs une méthode exclusive de traitement de la fièvre typhoïde et c'est Queirolo, professeur à la Faculté de médecine de Pise, qui a dressé la technique de cette méthode et l'a expérimentée. Se basant sur ce fait que l'alimentation rectale permettrait de laisser l'intestin en repos, tout en suffisant, pendant une période prolongée, aux besoins de l'organisme, Queirolo a expérimenté, avec l'aide de ses assistants, les docteurs Gardi et Bertini, l'alimentation rectale dans 36 cas de fièvre typhoïde, en se servant pour cela de lavements nutritifs préparés d'après le procédé de von Leube légèrement modifié.

On prend 150 à 300 grammes de viande de bœuf de la meilleure qualité ; on les hache finement et on les mélange avec 50 à 100 grammes de pancréas frais de veau bien dégraissé et bien trituré. Puis, on y ajoute 500 grammes d'eau tiède en tenant compte de ce fait que le pancréas perd de ses propriétés digestives à la température de 45°. On laisse le tout digérer dans un endroit frais pendant un laps de temps qui varie de 8 à 12 heures suivant la saison à laquelle on se trouve. On chauffe ensuite le mélange jusqu'à ébullition et on le passe à travers un tamis à larges mailles. Enfin, on ajoute un peu de graisse finement divisée (un sixième du poids total de la masse alimentaire) et on neutralise avec du bicarbonate de soude. On administre tous les jours quatre lavements nutritifs de 200 à 250 grammes chacun à la température de 37 à 38°.

Pour mieux faire tolérer ces lavements on peut y ajouter quelques gouttes de laudanum, mais cette précaution est généralement superflue, les typhiques ayant plutôt tendance à garder trop longtemps le mélange nutritif introduit dans le rectum. Il est bon de faire précéder, comme on fait ordinairement, chaque lavement alimentaire d'un lavement d'eau bouillie destiné à nettoyer l'intestin.

L'injection du mélange nutritif est pratiquée lentement à

l'aide d'un tube en caoutchouc suffisamment long pour at-
teindre l'S iliaque.

En procédant ainsi, M. Queirolo a pu, chez ses malades,
continuer l'alimentation rectale pendant quinze à trente-cinq
jours sans aucun inconvénient, et sans aucun signe d'intolérance du côté du rectum.

Il va sans dire que, durant cette période, toute alimentation
par la bouche était supprimée ; mais afin de stimuler la diurèse, on faisait absorber aux malades des boissons en abondance ; ils étaient, en outre, soumis à la balnéation méthodique, en même temps qu'on leur administrait le calomel à
titre d'antiseptique intestinal et, au besoin, des toniques du
cœur.

Les résultats obtenus par ce traitement ont été conformes
aux prévisions. Sous l'influence de l'alimentation rectale, on
a vu, en effet, le météorisme, la diarrhée et les troubles ner-
veux s'atténuer d'une façon manifeste, et souvent on a noté des
rémissions thermiques beaucoup plus accusées que celles
qu'on note généralement au cours de la fièvre typhoïde.
L'amaigrissement n'a jamais été plus marqué que pour les
malades alimentés par la bouche. La diminution la plus considérable de poids du corps a été observée chez les quelques
sujets auxquels, à titre d'expérience comparée, on administrait
des lavements de bouillon et d'œufs non pancréatisés, ceux-
ci étant moins bien absorbés par la muqueuse rectale.

Sur 36 typhiques traités par les lavements alimentaires,
il s'agissait 17 fois de formes relativement légères de l'affection
et, dans les 19 autres faits, la dothiénentérie a revêtu des al-
lures plus ou moins graves. Dans le premier groupe une
seule malade a succombé à un érysipèle intercurrent. Dans
la seconde catégorie des cas, il y eut deux décès ; l'une des
malades est morte d'une méningite survenue à la période de
convalescence ; l'autre a succombé à l'auto-intoxication, au

vingt-huitème jour d'une dothiénentérie très grave ; toutefois, dans ce dernier cas, les lavements nutritifs n'ont pu être donnés qu'à partir du dix-neuvième jour de la maladie.

D'après M. Queirolo, l'usage des lavements alimentaires serait surtout indiqué lorsque les symptômes du côté du tube digestif sont particulièrement graves : que la langue est très sèche, le météorisme considérable, la diarrhée intense et que le malade éprouve une grande répugnance à ingérer les aliments. Dans les cas légers, on peut se passer de l'alimentation rectale.

Les lavements nutritifs ne seraient contre-indiqués que si les lésions sont localisées au côlon (colotyphus). Quant aux hémorragies intestinales, elles ne sauraient constituer de contre-indications à l'alimentation rectale ; c'est ainsi que dans un cas d'entérorragie, les lavements nutritifs furent commencés le jour même où survint cette complication et purent être continués sans aucun inconvénient.

La méthode de M. Queirolo est, somme toute, l'équivalent de l'alimentation buccale solide dont nous avons parlé plus haut ; on peut lui adresser les mêmes objections qu'à celle-ci. Il faut ajouter, de plus, que les idées de M. Queirolo, sur la pratique des lavements alimentaires, sont diamétralement opposées à tout ce qu'on admet sur cette question. On ne voit pas très bien comment, avec une diarrhée intense, le malade peut garder un lavement nutritif. On ne comprend pas davantage comment l'hémorragie intestinale peut être une indication à l'alimentation rectale ; tout le monde sait, en effet, que dans cette circonstance, le repos absolu du tube digestif, de l'intestin en particulier, est de rigueur. Si nous ne craignions d'être trop absolu, nous dirions que la plupart des indications données par M. Queirolo pour l'usage de lavements alimentaires sont plutôt des contre-indications. Ajoutons enfin qu'il omet ce qui est l'indication capitale des lavements alimen-

taires, à savoir l'état de l'estomac et en particulier son intolérance et les vomissements.

Nous concluerons donc que l'alimentation rectale ne peut
être érigée en méthode absolue de traitement diététique de
la fièvre typhoïde, mais qu'elle répond à certaines indications
limitées, passagères, dont il faut bien saisir l'opportunité,
sans en exagérer toutefois l'importance.

CONCLUSION

C'est à l'alimentation buccale liquide qu'il faut avoir recours pendant la période fébrile de la dothiénentérie. Celle
que nous avons exposée plus haut, c'est la pratique adoptée
en France par la généralité des praticiens. C'est la pratique
que nous avons vu suivre et conseiller par notre maître M.
le professeur Carrieu.

Pendant toute la période fébrile, M. le professeur Carrieu
donne du lait et du bouillon et des boissons abondantes, en
particulier l'eau vineuse et le café. Il insiste particulièrement
sur la décoction de céréales nutritives : orge, avoine, blé. On
obtient ainsi des breuvages qui sucrés, salés, aromatisés, al-
coolisés, plaisent aux malades, mais aussi sont suffisamment
nutritifs en raison des matières albumineuses et amylacées,
des sels et surtout des sels organiques phosphorés de potasse,
de chaux, de magnésie qu'ils dissolvent en petite quantité.
Ils combattent de plus très utilement la déminéralisation du
typhique. M. le professeur Carrieu ne limite pas la quantité de
boissons à donner à ses malades. Partant de ce fait que la

tolérance des boissons est absolument variable selon les individus, qu'elle dépend de la puissance contractile, motrice et
chimique de chaque estomac, il consulte l'expérience de ses
malades qu'il fait boire plus ou moins abondamment selon
leur capacité gastrique. Ainsi tel malade pourra ingérer et digérer 5 à 6 litres de boissons par jour, alors que tel autre ne
pourra prendre que la moyenne que nous avons donnée plus
haut, c'est-à-dire 2 ou 3 litres. M. le professeur Carrieu donne
à ses typhiques une tasse de lait ou de bouillon toutes les
deux heures, jour et nuit, sauf sommeil, et fait prendre dans
l'intervalle de ces prises les boissons dont nous avons parlé,
ainsi que les prescriptions médicamenteuses qu'exige l'état
du malade. Le bouillon peut être additionné de jus de viande
et suivi d'un peu d'eau vineuse. Le lait est donné comme il
a été dit plus haut.

DEUXIÈME PARTIE

ALIMENTATION PENDANT LA CONVALESCENCE

Quand la convalescence s'établit franchement, l'organisme semble éprouver le besoin de réparer les pertes que lui a fait subir la fièvre. Dans tous les tissus, il y a des éléments à régénérer ; partout il y a des vides à combler. Le besoin d'aliments est donc pressant et il se traduit par une sensation de faim caractéristique qui peut aller jusqu'au délire. Le malade ne prenait qu'avec dégoût les boissons alimentaires qu'on lui offrait ; le convalescent ne parle que pour demander à manger. Mais il ne faut pas oublier que l'instinct du convalescent est aveugle. Il ne faut pas oublier surtout que l'appareil digestif tout entier a été profondément lésé par le processus typhoïde ; que les blessures en sont encore récentes ; il ne faut pas oublier que le désir de manger chez le convalescent est plus grand que la force digestive.

Dans ces conditions, si on satisfait les désirs du malade en lui donnant dès le début tout ce qu'il réclame, on l'expose à une série d'accidents qui peuvent avoir des conséquences mortelles. Il faut donc que l'alimentation du convalescent soit sévèrement réglée. Comment le sera-t-elle ? C'est ce que nous verrons plus loin.

Avant, une question se pose, celle de la reprise de l'alimentation ordinaire. Il peut se produire en effet, plusieurs complications pendant la convalescence qui contre-indiquent ou font suspendre l'alimentation ou exigent le retour à l'alimentation de la période fébrile.

CHAPITRE PREMIER

CIRCONSTANCES OU COMPLICATIONS QUI ENTRAINENT UN CHANGEMENT DANS L'ALIMENTATION DE LA CONVALESCENCE.

Si le thermomètre accuse une élévation progressive, ascendante de la température, analogue de tout point au stade des oscillations ascendantes du début de la fièvre typhoïde, en différant peut-être par ce fait que souvent le plateau qui suit n'est pas toujours aussi élevé, on est en présence d'une rechute. En même temps on peut voir se reproduire la diarrhée et une nouvelle éruption lenticulaire. Quoi qu'il en soit, il est évident qu'en présence de cette fièvre il faut suspendre l'alimentation de la convalescence et revenir au régime de la période fébrile.

D'autres élévations thermiques sans cause apparente peuvent se produire qu'il ne faut pas confondre avec la fièvre de rechute. « Il y a des cas, dit Potain, où au cours de l'apyrexie qui semblait définitive on voit le thermomètre s'élever inopinément de 1 à 3 degrés au-dessus du niveau habituel. Cette élévation de température qui peut persister de deux à cinq jours, coïncide avec la reprise de l'alimentation solide. C'est ce qu'on appelle la fièvre d'alimentation, *febris carnis*. Elle constitue un accident passager et de peu de gravité. »

Cette ascension thermique est encore bien plus marquée si le malade fait un écart trop brusque de régime. Il peut même en résulter une rechute qui demande nécessairement le retour à l'alimentation de la période d'état.

Il est aussi une fièvre carnée qui survient chez certains convalescents qu'on prive complètement de nourriture et qui se nourrissent sur leur propre chair : elle est due en quelque sorte à de l'autophagie et cède à une alimentation légère.

La fièvre d'alimentation doit être une cause de surveillance, de régularisation très méthodique de l'alimentation, mais ne saurait pas la faire supprimer.

A côté d'elle, il faut placer la fièvre d'émotion et la fièvre de fatigue. C'est un fait bien connu que les jours de visite dans un hôpital, les fébricitants et les convalescents ont facilement une élévation thermique de un degré. Le lever pour la première fois est souvent pour un typhique guéri l'occasion d'une ascension thermométrique. Il faut savoir dépister toutes ces causes de fièvre pour agir en conséquence.

La coprostase peut aussi donner de la fièvre : en donnant un purgatif ou un lavement, on fait disparaître l'une et l'autre.

Il faut savoir encore que la fièvre peut être liée à d'autres circonstances (suppurations osseuses, abcès) qui ne contre-indiquent pas l'alimentation.

On peut ranger avec ces faits ceux où la fièvre reconnaît comme cause une véritable entérite chronique (Potain). Il ne s'agit plus de l'entérite spécifique de la période d'état, mais d'une entérite consécutive qui, le plus souvent reste localisée à l'intestin grêle et qui est d'ordinaire provoquée par une alimentation prématurée ou mal appropriée. Cette entérite caractérisée à peu près exclusivement par une fièvre modérée, un léger ballonnement, de la sensibilité du ventre, l'absence de la sensation de la faim ordinaire du convalescent, quelquefois un peu de diarrhée, demande sinon la suppression, du moins une soigneuse réglementation de l'alimentation. « Le

lait pris par quantités minimes et assez espacées est particulièrement indiqué. » (Potain.)

C'est au lait qu'il faudra avoir recours aussi lorsque les
malades présenteront de l'albuminurie : le régime lacté seul
est curatif des lésions rénales que l'on constate alors et seul
prophylactique des néphrites chroniques qui peuvent se produire ultérieurement. Ces néphrites ultérieures sont d'autant
plus à craindre et à prévoir que le rein a été plus fortement
touché par l'albuminurie pendant la période aiguë de la dothiénentérie. Aussi bien, chez les malades qui auront présenté
une albuminurie appréciable encore au début de la convalescence, est-il d'une importance capitale de revoir de temps
en temps les urines; même un certain temps après la consta-
tation de la disparition de l'albumine, pour s'assurer que l'albuminurie ne se reproduit pas avec l'alimentation. Il est de
toute nécessité de mettre le convalescent au régime lacté absolu si on constate le retour de l'albumine dans les urines.

Un autre obstacle sérieux à la reprise de l'alimentation, ce
sont les vomissements répétés, incoercibles, qui sont l'indice
d'une intolérance gastrique. Le traitement de cette intolérance
est difficile. M. Chauffard insiste sur les boissons glacées et
les révulsifs en même temps qu'il conseille de renouveler avec
prudence les tentatives d'alimentation par le lait, le bouillon,
etc. Pour Gaston Lyon, ces vomissements exigent un régime
alimentaire approprié : lait, viande crue, légumes en purée ; il
n'est pas besoin de dire que nous ne conseillons pas un pareil
régime.

Il ne faut pas confondre ces vomissements avec les autres
vomissements qui se produisent pendant la convalescence
et qui annoncent tantôt une indigestion, tantôt une rechute.
Il est nécessaire, dans ces cas, de revenir à l'alimentation de
la période fébrile.

Lorsque la *phlegmatia alba dolens* survient chez un typhique convalescent, on lui imposera le repos et l'immobilisation du membre en même temps qu'on lui évitera tout ce qui peut éveiller une excitation circulatoire notable : « Dans ce cas, dit Le Gendre, l'alimentation exagérée sera défendue. » M. Chantemesse a soumis des typhiques atteints de phlegmatia au régime hypochlorurique (viande et bouillon sans sel, eau lactosée, pain sans sel) et a vu des phlegmatia débutantes s'arrêter dans leur marche envahissante, des phlegmatia anciennes s'améliorer et des aggravations survenir à chaque écart de régime. « L'œdème de la *phlegmatia alba dolens*, dit Achard, est susceptible de s'atténuer et de se résorber sous l'influence d'un régime dépourvu de sel. » Nous voyons d'après les résultats obtenus par M. Chantemesse et les bons effets que nous avons vu obtenir dans le service de M. le professeur Carrieu qu'on peut avoir recours sans danger et d'une manière efficace au régime déchloruré dans la phlegmatia des typhiques.

Enfin, si la diarrhée persiste, si les selles sont fétides, si cette diarrhée s'accompagne de douleurs intestinales, on maintiendra le malade à l'usage exclusif du lait, des potages, des œufs, de la peptone et du jus de viande.

CHAPITRE II

ALIMENTATION PRÉCOCE ET ALIMENTATION TARDIVE

Ces réserves faites, en l'absence de complications, lorsque la fièvre est tombée, la diarrhée disparue, comment et quand doit-on reprendre l'alimentation substantielle ?

Sur ce point encore, les avis des cliniciens sont partagés. Les uns veulent alimenter dès que la température descendante atteint 37° le matin, la température du soir ne dépassant pas 38° : ce sont les partisans de l'alimentation précoce. Les autres ne donnent l'aliment que lorsque la température se maintient, depuis quelques jours, à 37°, et même au-dessous de 37° : ce sont les partisans de l'alimentation tardive.

En faveur de l'alimentation précoce, on peut invoquer les mêmes raisons que pour l'alimentation pendant la maladie même, sans qu'il soit possible d'opposer les objections aussi sérieuses que celles contre-indiquant l'alimentation solide pendant les phases de pleine évolution des lésions ulcéreuses de l'intestin grêle.

De plus, à la période de convalescence, de nouvelles raisons surviennent qui sont l'amaigrissement profond et la sensation de la faim du typhique. Nous avons déjà dit combien était violente cette sensation de faim qui pousse les personnes intelligentes elles-mêmes à prendre sans réflexion et à dévorer avec avidité les aliments qu'elles savent pouvoir leur être nuisibles. Elle est bien la traduction de la dénutrition profonde dans laquelle se trouve le typhique à la fin d'une période fébrile qui a été plus ou moins longue. Car, quelle que soit l'alimentation à laquelle le malade ait été soumis pendant sa maladie, il arrive toujours amaigri à la période de convalescence. De plus, la polyurie et l'augmentation de l'excrétion de l'urée qui marquent l'entrée du typhique en convalescence augmentent encore l'amaigrissement. L'inanition peut être assez marquée pour faire apparaître chez le malade du délire, des vomissements, de la diarrhée « Le délire d'inanition est un délire calme, sans excitation ; il paraît entretenu par des hallucinations incessantes, qui n'inspirent ni effroi ni terreur au malade. » (Lamarle). « Le malade, dit Becquet, marmotte des mots dont on ne saisit pas le sens ; les yeux fixés sur quelque objet imaginaire, il étend la main dans le vide comme pour saisir ce qu'il croit voir ; au début, ce n'est que par intervalles qu'il ne reconnaît plus les personnes qui l'entourent ; plus tard, il ne reconnaît plus même les personnes les plus chères ; on peut cependant encore retenir son attention en lui parlant ; il cherche à répondre, le fait intelligemment et reprend presque aussitôt son délire dès qu'on l'abandonne à lui-même. A une époque plus avancée, il semble ne plus entendre et continue à parler, plongé dans un état comateux. » Ce délire guérit bien par l'alimentation, et si nous y insistons autant, c'est qu'il demande à être bien connu si on veut bien poser l'indication thérapeutique.

De même les vomissements et la diarrhée « qui se manifestent surtout chez les individus épuisés par l'abstinence » (Trousseau), ne demandent pas d'autre remède qu'une alimentation solide. « Sous son influence, dit Trousseau, le tube digestif reprend peu à peu ses habitudes et digère bientôt comme auparavant ; les vomissements s'arrêtent et la diarrhée cède progressivement ».

Telles sont les raisons sur lesquelles s'appuient certains cliniciens pour préconiser l'alimentation précoce dans la convalescence de la fièvre typhoïde. Des raisons non moins sérieuses militent en faveur de l'alimentation tardive : ce sont les lésions anatomiques du tube digestif et la crainte des rechutes.

Les ulcérations de l'iléon ne sont pas toujours complètement cicatrisées au commencement de la convalescence, tant s'en faut. En tous cas, l'intestin a conservé une susceptibilité anormale, susceptibilité qu'expliquent facilement l'étendue et la profondeur des lésions dont il a été le siège. Aussi bien, le gros danger est-il alors la perforation intestinale possible ; l'hémorragie est moins à craindre. Souvent, en effet, la perforation intestinale est survenue à la suite d'un écart de régime du sujet ; on comprend comment la paroi de l'intestin, amincie et friable peut se déchirer et se rompre sous l'influence d'une alimentation inintelligente qui distend l'intestin, détermine ses contractions et surtout le traumatise par les particules alimentaires.

Le gros danger, c'est l'alimentation trop abondante et surtout l'aliment solide ; en revanche, il est plus que rare que des perforations soient survenues avec une nourriture modérée et excluant les aliments solides.

La crainte des rechutes est le second argument invoqué par les partisans de l'alimentation tardive. Cette crainte n'est pas une simple vue de l'esprit. Souvent, plus souvent qu'on ne le croit et qu'on ne veut le dire, la rechute est bien le fait d'une alimentation intempestive ou de fautes dans la réglementation de l'alimentation du convalescent. Il est vrai de dire toutefois que la faute la plupart du temps, sinon toujours, est imputable au malade, qui, n'écoutant que sa faim, la satisfait avec les aliments qu'il peut se procurer ou que lui procure une garde inintelligente. Nous pouvons, à ce sujet,

citer le cas d'une malade que nous avons vue dans le service
de M. le professeur Carrieu : entrée en convalescence depuis
une dizaine de jours et semblant devoir prochainement quit-
ter l'hôpital, elle mangea en cachette de la salade. A partir de
ce moment, la température a commencé à monter, de nouvelles
taches rosées ont apparu ; la malade a fait une rechute grave
et est morte avec des phénomènes de méningite.

On peut dire, d'autre part, que l'alimentation tardive ne
préserve pas des rechutes, et Lamarle cite dans sa thèse deux
cas de rechutes chez des malades, qui, au huitième jour de la
convalescence, n'avaient encore pris que des potages.

Il semble donc que les deux méthodes se valent, leurs résultats sont à peu près équivalents. « Dans le service du docteur Beclère, dit Lamarle, où on a l'habitude de donner de
bonne heure des aliments, sur 64 typhiques, de juin à novembre 1899, nous avons assisté à trois rechutes. Dans le service
du docteur Siredey, où l'alimentation est au contraire très
tardive, nous avons également vu deux rechutes et cela sur
48 malades, observés de juillet à novembre 1899. La propor-
tion n'est pas sensiblement différente. Elle se rapproche de
celle de 4,2 pour 100 donnée par Podanowski dans une statis-
tique portant sur un grand nombre de cas, 1.559 typhiques
soumis à des régimes alimentaires très divers. »

Quoi qu'il en soit, il est certain qu'une alimentation trop
précoce et trop abondante peut favoriser les rechutes, qu'une
alimentation solide donnée mal à propos peut occa-
sionner des perforations intestinales mortelles. Ne savons-nous pas, en effet, que l'appareil digestif tout
entier a été profondément lésé par le processus typhoïde ; que les glandes salivaires, que l'estomac, que le
foie, que le pancréas, que l'intestin surtout, avec ses follicules
et ses ganglions lymphatiques, ont été le siège d'altérations

profondes, et que dans l'iléon il reste des ulcérations mal cicatrisées qui constituent un danger permanent ?

Ne savons-nous pas, d'autre part, que les sucs digestifs ont
été modifiés dans leurs propriétés chimiques ? La salive repa-
raît vite avec ses caractères habituels, mais le suc gastrique
est rare et pauvre en acide et la muqueuse gastrique contient
peu de ferment peptogène ; la bile est acide et aqueuse, et toutes ces conditions contribuent à faire pénétrer dans l'intestin
un chyme incomplètement élaboré. Il existe, en outre, une atonie musculaire du tube digestif qui rend la progression des
matières alimentaires lente et difficile.

Il faut donc graduer l'alimentation du convalescent : celle-
ci a une importance considérable; car, suivant qu'elle sera
bien ou mal réglée, la convalescence pourra être franche et
progressive, ou au contraire, pénible, laborieuse et entrecou-
pée d'accidents.

CHAPITRE III

REGLES GENERALES POUR L'ALIMENTATION DU TYPHIQUE CONVALESCENT

Il faut avant tout chercher à modérer l'appétit du convalescent et prévenir les personnes qui l'entourent du danger qu'il courrait s'il prenait sans mesure des aliments indigestes.

L'ordre des repas doit être indiqué tout d'abord : le convalescent doit manger peu et souvent, dit Reveillé-Parise. Mais il ne faut pas multiplier les repas d'une façon exagérée. Il ne faut permettre un repas que lorsqu'il s'est écoulé un temps suffisant pour que la digestion gastrique du précédent soit parfaitement terminée et que même l'estomac ait pu rester au repos un certain temps. Sée a montré, en effet, que les peptones qui restent dans l'estomac entravent la digestion, en empêchant le suc gastrique d'agir sur les nouveaux aliments ingérés.

Il faut ensuite graduer l'alimentation comme qualité et comme quantité. Il faut donner d'abord des aliments légers, de digestion facile, et passer peu à peu progressivement à une nourriture plus substantielle. Il faut conduire pas à pas pour ainsi dire le retour progressif au régime alimentaire commun.

On ne doit pas passer d'un seul coup d'une alimentation liquide à une alimentation solide, d'abord parce que les aliments solides sont plus difficiles à digérer, ensuite parce qu'ils sont un danger pour un intestin mal ou incomplètement cicatrisé.

Par quels aliments commencera-t-on l'alimentation du typhique convalescent ? Quelle est la progression à suivre ?

On commencera par ajouter un bouillon de faibles quantités de tapioca, semoule, pâtes d'Italie, puis on donnera des
potages de plus en plus consistants, les laitages demi-solides,
crème, flan, etc. Le premier aliment solide sera un œuf à la
coque très peu cuit, sans pain. Ensuite, on autorisera la cervelle, le blanc de poulet, le poisson léger comme le merlan, les
purées, la côtelette, enfin le pain.

Le pain doit venir en dernier lieu après tous les autres ali-
-ments : ce sera de préférence de la biscotte, du pain grillé,
du pain rassis qu'on recommandera au malade de mastiquer
soigneusement.

Les poissons maigres bouillis, n'ayant que peu d'arêtes
(merlan, sole, turbot, barbue), sont riches en albuminoïdes et
en phosphore et de facile digestibilité ; arrosés d'un peu de
citron, ils plaisent généralement aux convalescents. La question
des arêtes est fort importante, de même que celle des petits
fragments d'os qui peuvent se trouver dans les oiseaux (alouet-
tes, cailles, grives) qu'on peut être tenté de laisser prendre aux
convalescents.

La chair de poulet bouillie est aussi très facilement digesti-
ble. Les viandes grillées, rôties, très tendres et assez cuites,
sont préférables à tous les ragoûts.

Le lait et le bouillon sont d'excellents aliments de la convalescence de la fièvre typhoïde. Ils constituent les agents de
reminéralisation les plus efficaces.

Parmi les légumes, le premier à essayer est la purée de
pommes de terre au lait, puis successivement les autres purées de féculents. Avec le pain et le lait, les purées de légumes donnent surtout le moyen d'introduire dans l'économie
des substances minérales et particulièrement le phospore,
sous ses formes les plus assimilables.

Les fromages à la crème frais, les marmelades de fruit dont
on aura soigneusement retiré les pépins, les pruneaux cuits,
la pomme cuite, les gelées de fruits, formeront les premiers
desserts.

Les premières boissons seront le vin de Bordeaux rouge
ou blanc, nos bons vins vieux du Midi, coupés de trois quarts
d'eau.

On interdira au convalescent les crudités, la salade, les
choux, les champignons, les fruits acides ou coriaces, les con-
diments épicés, le gibier faisandé, les viandes de porc, les
poissons trop gras, les crustacés, le chocolat.

Il prendra le repas principal dans la matinée.

Le médecin n'insistera jamais assez sur les règles que nous
venons de donner sur la réglementation de l'alimentation du
convalescent de dothiénentérie. Il est indispensable d'insister
non seulement auprès du convalescent lui-même, mais surtout
auprès de l'entourage du malade sur le danger de toute in-
fraction au régime alimentaire qu'on aura formulé. « C'est
une pratique excellente pendant tout le temps de la maladie,
de prescrire le régime par écrit, heure par heure, pour une
période de vingt-quatre heures. » (V. Ziemssen.)

On fera bien de visiter pendant quelque temps le convalescent, tantôt à l'heure de son repas, pour contrôler la composi-
tion de celui-ci et l'état de l'abdomen, tantôt pendant la période
digestive pour contrôler la température à ce moment. (Le
Gendre.)

Il est utile aussi de se faire montrer les garde-robes encore
de temps à autre. On se rend ainsi compte du mode suivant
lequel s'effectuent les digestions, on peut constater par la présence de débris alimentaires reconnaissables, certaines into-
lérances vis-à-vis de certains aliments.

Il est évident qu'au moindre indice de rechute, toute alimentation solide doit être aussitôt suspendue et qu'après la

reprise de la convalescence, les précautions devront être encore plus minutieuses pour éviter une imprudence.

Nous ne voulons pas terminer l'exposé de ces considérations sur l'alimentation du typhique convalescent sans exposer la pratique que nous avons vu conseiller par M. le professeur Carrieu.

Après trois jours d'apyrexie complète, on donne au malade un potage au tapioca ou à la semoule le matin. C'est tout ce qui lui est permis en dehors de l'alimentation ordinaire de la période fébrile. Si l'apyrexie persiste, on donne le lendemain, un potage le matin, un potage le soir. Le lendemain, c'est-à-dire le sixième jour d'apyrexie, on permet le matin un œuf à la coque sans pain. Le septième jour, le malade prendra un œuf à la coque le matin et un œuf à la coque le soir, ou d'autres aliments demi-solides. Si l'apyrexie continue, on permet ensuite une cervelle, du poisson léger, enfin la côtelette. On alimente alors de plus en plus rapidement, car les typhiques alimentés avec du bouillon et du lait pendant toute la durée de leur maladie retrouvent vite leurs aptitudes digestives.

C'est la température qui guide M. le professeur Carrieu dans la pratique à suivre dans l'alimentation du typhique convalescent : comme il aime à le dire « il marche le thermomètre à la main » et au moindre signe de fièvre que n'expliquent ni un abcès ni la fièvre d'alimentation, ni les autres causes citées plus haut, il revient vite au régime de la période d'état.

CONCLUSIONS

I. — La dothiénentérie, affection microbienne toxi-infectieuse spécifique, présente des syndromes réactionnels généraux portant sur l'ensemble de l'économie vivante : fièvre, troubles digestifs et troubles de la nutrition ; auto-intoxications ; insuffisance des appareils d'élimination ; désassimilation et inanition. A ces troubles fonctionnels se joignent des troubles de structure, des lésions ; ces lésions, en raison de leur localisation habituelle, sur le tractus intestinal prennent au point de vue alimentaire une importance majeure.

II. — Ces troubles n'indiquent pas, comme on le croyait autrefois, une diète absolue. L'alimentation est nécessaire au travail de réaction, d'adaptation ou de défense de l'organisme contre la fièvre : elle est nécessaire pour lutter contre l'excès des combustions organiques et des pertes quotidiennes de l'organisme, pour prévenir l'inanition, pour augmenter les sécrétions diminuées et pour favoriser l'élimination des déchets toxiques provenant de la désassimilation morbide.

III. — Pendant la période fébrile, deux pratiques d'alimentation sont actuellement en faveur :

L'une, de beaucoup la plus répandue, consiste à alimenter les malades à l'aide de substances exclusivement liquides;

Dans l'autre, préconisée à l'étranger, on leur fait prendre des aliments solides. Cette dernière méthode a été dernièrement contrôlée en France par M. Vaquez qui, après plusieurs expériences cliniques, est arrivé à instituer pour les typhiques un régime substantiel sinon solide.

IV. — Nous concluons en faveur de l'alimentation liquide pendant la période fébrile, parce que l'alimentation solide augmente la fièvre, entraine des auto-intoxications et surtout parce qu'elle expose à des hémorragies et à des perforations en introduisant dans un intestin ulcéré des aliments non digérés par le fait de l'insuffisance de la digestion gastrique.

V. — Le typhique sera soumis à un régime exclusivement liquide, qui comprendra du lait, du bouillon, du café, de la limonade vineuse, de la décoction de céréales, de l'alcool en plus ou moins grande quantité selon l'état du malade.

VI. — On fera prendre au typhique toutes les deux heures, jour et nuit, sauf sommeil, une tasse de lait ou de bouillon. Le lait sera donné cru ou bouilli, pur ou additionné de café, de kirsch ou de cognac. Le bouillon peut être additionné de jus de viande et suivi d'un peu d'eau vineuse. Dans l'intervalle de ces petits repas, le typhique doit boire abondamment : on lui donnera des tisanes, de la décoction de céréales, etc., en quantités d'autant plus grandes qu'elles seront mieux supportées.

VII. — Ce régime ne sera pas prescrit de façon identique à tous les typhiques. Il variera nécessairement avec l'âge, le sexe, l'état général antérieur, les habitudes du malade. Mais ce sont surtout les formes et les complications de la fièvre typhoïde qui impliqueront un changement dans les règles du régime alimentaire.

VIII. — L'alimentation par les lavements nutritifs ne peut pas remplacer l'alimentation buccale comme traitement diététique de la dothiénentérie, mais peut rendre cependant des services d'une façon passagère, lorsque l'ingestion buccale de tout aliment liquide est rendue impossible par l'intolérance gastrique.

IX. — Pendant la convalescence, les uns veulent alimenter de bonne heure, attendant à peine l'apyrexie et pressés de nourrir le typhique épuisé par une longue période fébrile ; ce sont les partisans de l'alimentation précoce.

Les autres craignant l'éventualité des rechutes, ne donnent d'aliments que lorsque l'apyrexie se maintient depuis plusieurs jours : ce sont les partisans de l'alimentation tardive.

X. — Aucune méthode ne semble mettre complètement à l'abri des rechutes.

XI. — Tout le monde s'accorde pour alimenter, en suivant certaines règles, allant progressivement et avec précaution, n'arrivant que par étapes au régime alimentaire commun.

XII. — Nous conseillons la pratique que nous avons donnée plus haut de notre maître M. le professeur Carrieu, et qui repose sur les faits suivants : M. le professeur Carrieu est d'autant moins pressé de nourrir vite le typhique convalescent qu'il a soutenu les forces du malade par une alimentation liquide mais substantielle. Il ne commence à alimenter qu'après trois jours d'apyrexie en substituant les potages aux bouillons et continue par les œufs à la coque, les aliments demi-solides, etc., jusqu'à la côtelette, ne faisant de progrès dans l'alimentation que si aucune élévation de température ne survient par les aliments que l'on a déjà donnés.

XIII. — A la moindre élévation de température qui n'est pas justifiée, il faut revenir au régime alimentaire de la période fébrile.

XIV. — Les complications qui surviennent pendant la convalescence demandent la suppression de l'alimentation ou un changement dans le régime suivi.

BIBLIOGRAPHIE

ACHARD. — Le rôle du sel en thérapeutique. L'œuvre médico-chirurgicale, n° 40.

ARNOULD. — Art. fièvre typhoïde. Dictionnaire encyclopédique des sciences médicales.

BALABANE (Mlle Sara). — La suralimentation dans la fièvre typhoïde chez les enfants. Thèse Paris, 1900.

BALESTRE. — Du rôle de l'inanition dans la pathologie. Thèse d'agrégation, Paris, 1899.

BARRS. — Plaidoyer pour un régime moins sévère dans la fièvre typhoïde. British. med. Journal, 16 janvier 1897.

BEATTY. — Trait. diététique de la fièvre typhoïde. Dublin Journal of med., 4 mai 1892.

BEAULOCE. — Alimentation dans la fièvre typhoïde. Thèse Toulouse, 1901.

BOIGNIER. — Origine et traitement de la fièvre typhoïde. Étude historique et critique. Thèse Paris, 1901.

BOUCHARD. — Traité de pathologie générale.

BOUCHARDAT. — De l'alimentation insuffisante. Thèse pour le Concours d'hygiène de Paris, 1852.

BOUCHONIEW. — Sur l'alimentation des typhiques. Vracht, 4 juillet 1898.

BOUVYER. — Étude clinique sur les effets de l'abstinence dans les maladies. Thèse Paris, 1856.

BROUARDEL et GILBERT. — Traité de médecine et de thérapeutique, 2° édition, t. II. Art. fièvre typhoïde, par Chantemesse.

BROUSSAIS. — Traité de physiologie appliquée à la pathologie, Paris, 1834.

BROWN. — Elementa medicina, Traduction Fouquier, 1805.

Bruel. — De l'alimentation dans les maladies. Thèse Paris, 1862.

Chantemesse. — La phlegmatia alba dolens des typhiques et le régime hypochlorurique. Bull. de l'Acad. de Méd., 28 juillet 1903, page 98.

Chossat. — Recherches expérimentales sur l'inanition. Extrait des mémoires de l'Académie royale des sciences. T. VIII des savants étrangers, Paris, 1843.

Comin (L.). — Etude sur les variations du poids du corps dans la fièvre typhoïde. Bull. gén. de thérap., Paris, 1887.

Debove. — Du régime lacté dans les fièvres. Thèse d'agrégation, 1878.

Debove et Achard. — Manuel de médecine. Art. fièvre typhoïde, T. VIII, maladies infectieuses.

— Manuel de thérapeutique médicale. t. III.

Dujardin-Beaumetz. — Leçons de clinique thérapeutique, 1891, Paris.

Dubiau. — De l'abstinence dans les maladies. Paris, 1856.

Ericimonst. — Hygiène et diète du typhique. Presse médicale, 14 novembre 1900, nº 04, p. 337.

Ewald. — De la diète pendant la fièvre typhoïde. Presse médicale, 1903, 24 juin.

Ewart. — Nourriture dans la fièvre typhoïde. Bull. med., J., 1er mai 1897.

Fonssagrives. — Hygiène alimentaire des malades, des convalescents et des valétudinaires. Paris, 1881, 3e édition.

Gautier (Armand), — L'alimentation et les régimes chez l'homme sain et l'homme malade. 2e édition, 1904.

Gobillot. — De l'alimentation dans les maladies. Thèse Strasbourg, 1869.

Gourari (Mme). — Contribution à l'alimentation intensive des typhiques. Thèse Paris, 1901.

Gournitzki. — La suralimentation des typhiques. Vrachl, 1899, nº 38.

Grancher. — Quelques complications de la fièvre typhoïde. Bull. méd., 5 octobre 1892.

Griesinger. — Traité des maladies infectieuses. Art. Traitement diététique général. Paris, 1868.

Gueneau de Mussy. — Clinique médicale, t. III. Paris, 1874.

Hippocrate. — Du régime dans les maladies aiguës. Œuvres complètes, Trad. Littré.

Hutinel. — Etude sur la convalescence et les rechutes de la fièvre typhoïde. Thèse d'agrégation, 1883.

Juhel-Rénoy. — Traitement de la fièvre typhoïde. Paris, 1892.

Klemperer. — Du régime alimentaire des fébricitants. Soc. de méd. interne de Berlin, 16 janvier 1899. Semaine médicale, janvier 1899.

Lamarle. — Du régime alimentaire dans la fièvre typhoïde. Thèse Paris 1900.

Legendre. — Thérapeutique de la fièvre typhoïde. Paris 1895.
— Dilatation de l'estomac, Thèse Paris, 1880.

Lorain. — Du régime dans les maladies aiguës. Thèse d'agrégation, Paris 1857.

Luton. — De la diète hydrique dans la fièvre typhoïde. Paris, 1880.

Lyon (Gaston). — Traité élém. de clinique thérap., 5e édition. Paris, 1903.

Maillart. — Sur le traitement de la fièvre typhoïde par l'eau ingérée en boissons abondantes. Revue de méd., nov. 1894.

Marrotte. — De l'abstinence prolongée dans les maladies aiguës. Bull. de thérapeutique, 1854.
— Du régime dans les maladies aiguës. Bruxelles, 1859.

Merklen. — Société médicale des hôpitaux de Paris. Séance du 16 février 1900.

Monneret. — De l'alimentation comme moyen curatif dans le traitement de la fièvre typhoïde. Bull. de thérap., 1860.

Murchison. — La fièvre typhoïde. Traduction Lutaud. Paris, 1878.

Popakowski. — Sur la fréquence des rechutes dans la fièvre typhoïde. Gaz. méd. de Botkine, 1893.

Potain. — La fièvre dans la convalescence de la dothiénentérie. Semaine méd., 19 avril 1899.

Puritz. — De l'alimentation abondante dans la fièvre typhoïde. Archiv. f. pathol., anat. u. physiol.

Renard. — Alimentation tonique dans la fièvre typhoïde. Thèse Strasbourg, 1861.

Robin (A.). — Leçons de clinique et thérapeutique méd. recueillies par Juhel-Rénoy. Paris, 1887.

Roger. — Les maladies infectieuses.

Roger et Josue. — Influence de l'inanition sur la résistance à l'infection coli-bacillaire. Soc. de biologie, 7 juillet 1900.

Romme. — A propos du traitement de la fièvre typhoïde. Gaz. hebdom. de Paris, 11 novembre 1894.

—   L'hygiène et la diète du typhique d'après le prof. Eichshorst (de Zurich). Presse méd., 14 novembre 1900.

Sée (Germain). — Régime alimentaire dans les maladies. Paris, 1887.

Semaine médicale. — Année 1897, p. 401. Huitième congrès de la Société italienne de méd. interne, tenu à Naples du 20 au 24 octobre 1897. Traitement diététique de la fièvre typhoïde (Queirolo).

—   Année 1898, p. 311. Médecine pratique. De l'alimentation rectale dans la fièvre typhoïde.

Shatteck. — Le régime dans la fièvre typhoïde. J. amer. med. Ass., 10 juillet 1897.

Siredey. — Alimentation dans la fièvre typhoïde. Soc. méd. des hôpitaux. Séance du 16 février 1900. Presse méd., 1900, n° 14.

Teissier et Guinard. — Influence de la diète sur certaines toxines. Arch. de méd. expér., 1897.

Timène (E.-S.). — Alimentation des typhiques. Vracli, 1900, n° 48, p. 1453. Presse méd., 24 avril 1901.

Tripier et Bouveret. — La fièvre typhoïde traitée par les bains froids. Paris, 1886.

Trousseau. — Clinique méd. de l'Hôtel-Dieu. Paris, 1865.

Vaquez. — Alimentation dans la fièvre typhoïde. Presse méd., 10 février 1900. Soc. méd. des hôpitaux de Paris. Séance du 16 février 1900.

Widal. — Soc. méd. des hôpitaux. Séance du 16 février 1900.

Yule. — Traitement de la fièvre typhoïde par le lait. Med. Times and Gaz., 1870.

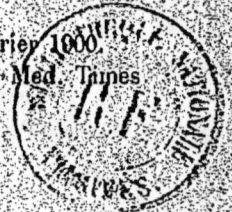

SERMENT

En présence des Maîtres de cette Ecole, de mes chers condis
ciples, et devant l'effigie d'Hippocrate, je promets et je jure, au
nom de l'Etre suprème, d'être fidèle aux lois de l'honneur et de
la probité dans l'exercice de la Médecine. Je donnerai mes soins
gratuits à l'indigent, et n'exigerai jamais un salaire au-dessus
de mon travail. Admis dans l'intérieur des maisons, mes yeux
ne verront pas ce qui s'y passe; ma langue taira les secrets qui
me seront confiés, et mon état ne servira pas à corrompre les
mœurs ni à favoriser le crime. Respectueux et reconnaissant
envers mes Maîtres, je rendrai à leurs enfants l'instruction que
j'ai reçue de leurs pères.

Que les hommes m'accordent leur estime si je suis fidèle à mes
promesses ! Que je sois couvert d'opprobre et méprisé de mes
confrères si j'y manque !

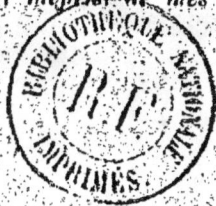

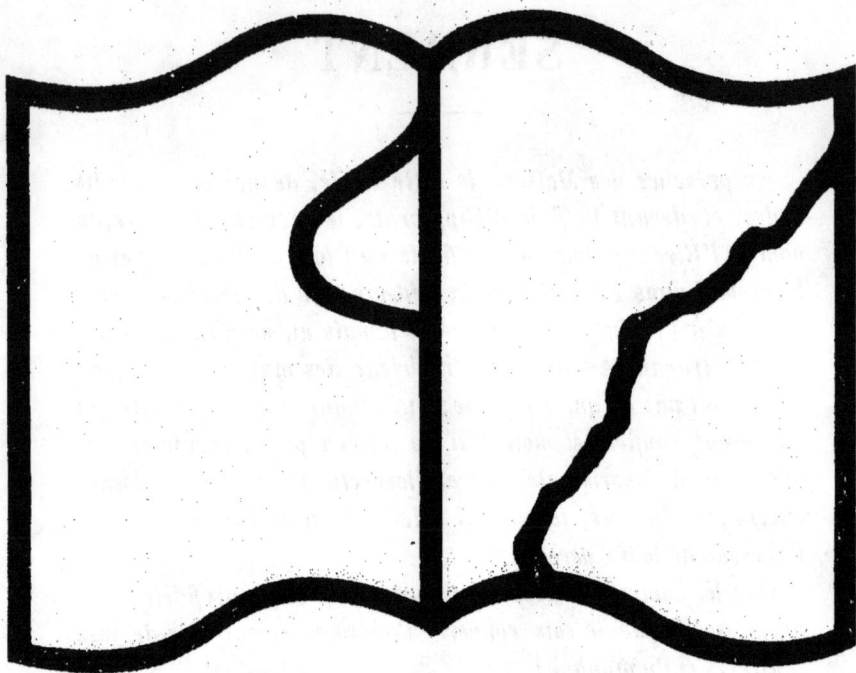

Texte détérioré — reliure défectueuse

NF Z 43-120-11

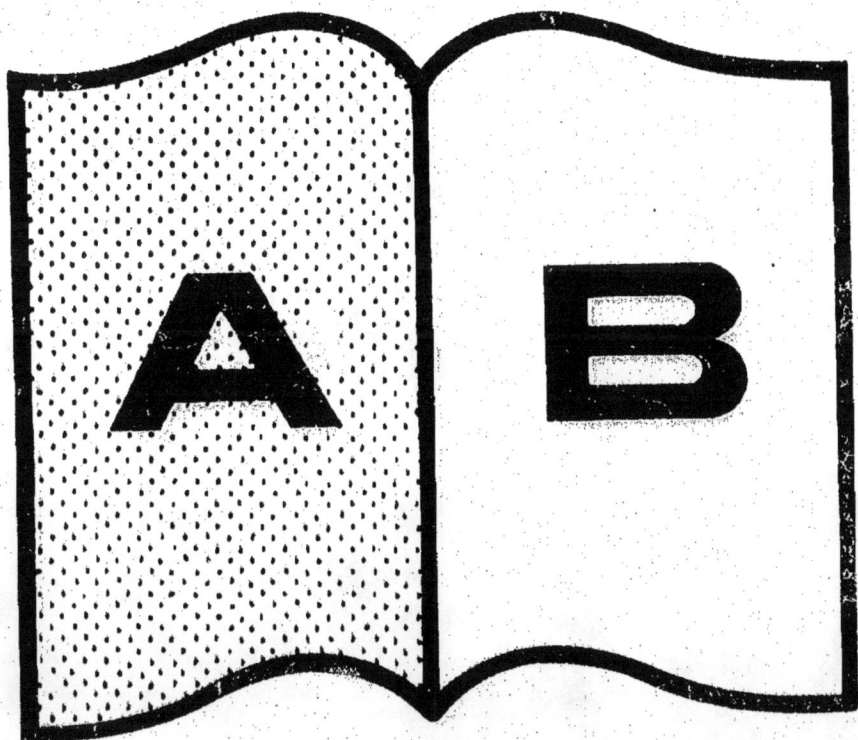

Contraste insuffisant

NF Z 43-120-14